INSTITUT HYDROTHÉRAPIQUE A SERIN, PRÈS LYON.

QUELQUES RÉFLEXIONS

SUR

L'HYDROTHÉRAPIE

PAR

LE DOCTEUR PACOTTE

ANCIEN MÉDECIN CONSULTANT AUX EAUX D'AIX-LES-BAINS,

MÉDECIN DE L'INSTITUT HYDROTHÉRAPIQUE

A SERIN, PRÈS LYON.

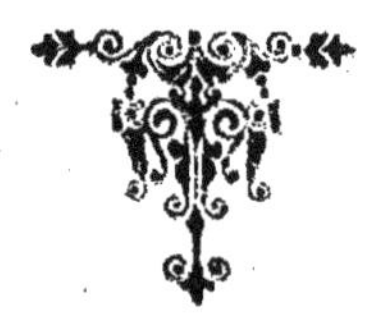

LYON

IMPRIMERIE L. BOURGEON

RUE SAINT-PAUL, 36-38.

1881

QUELQUES RÉFLEXIONS

SUR

L'HYDROTHÉRAPIE

INSTITUT HYDROTHÉRAPIQUE A SERIN, PRÈS LYON.

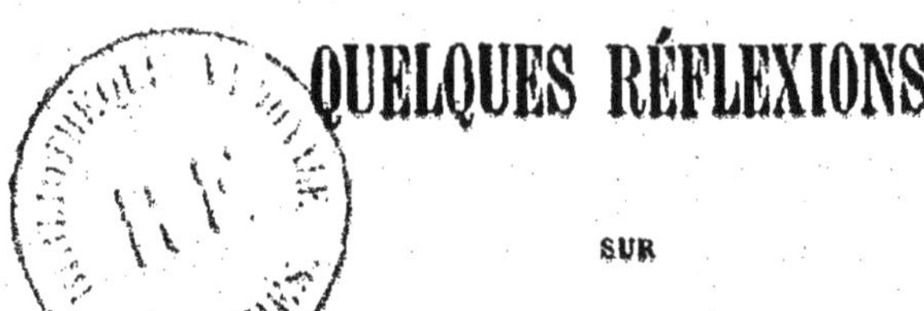

QUELQUES RÉFLEXIONS

SUR

L'HYDROTHÉRAPIE

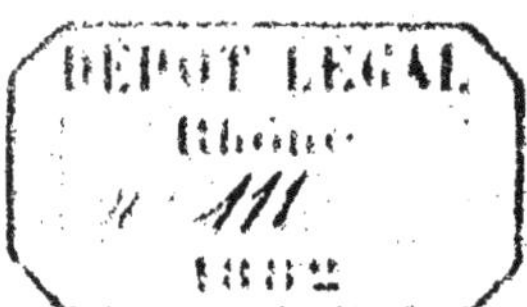

PAR

LE DOCTEUR PACOTTE

ANCIEN MÉDECIN CONSULTANT AUX EAUX D'AIX-LES-BAINS,

MÉDECIN DE L'INSTITUT HYDROTHÉRAPIQUE

A SERIN, PRÈS LYON.

LYON

IMPRIMERIE L. BOURGEON

RUE SAINT-PAUL, 36-38.

1881

XXXVIIe ANNÉE.

INSTITUT HYDROTHÉRAPIQUE

A SERIN, PRÈS LYON,

Sous la direction médicale du Docteur PACOTTE

ANCIEN MÉDECIN CONSULTANT AUX EAUX D'AIX ET DE MARLIOZ (SAVOIE).

SALLES DE DOUCHES ET PROMENOIR
CHAUFFÉS EN HIVER ET LES JOURS PLUVIEUX.

BAINS ORDINAIRES ET COMPOSÉS.

Électricité médicale.

SALLE D'INHALATION ET DE PULVÉRISATION

BAINS DE VAPEUR TÉRÉBENTHINÉE
A température graduée.

Douches de vapeurs résineuses et aromatiques.

DOUCHES D'ACIDE CARBONIQUE.

GYMNASTIQUE MÉDICALE
HYGIÉNIQUE ET ORTHOPÉDIQUE

Spécialement pendant la saison d'hiver on reçoit des convalescents et des personnes ne faisant pas le traitement.

– Vue générale de l'Institut –

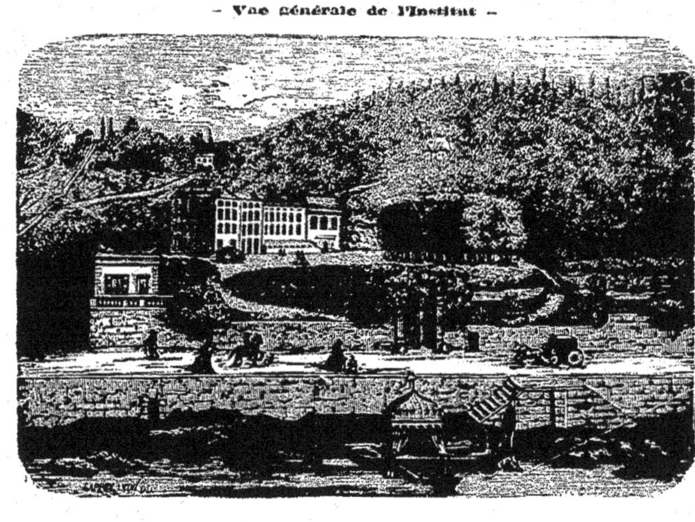

QUELQUES RÉFLEXIONS

SUR

L'HYDROTHÉRAPIE

L'action de l'eau froide, son importance en thérapeutique, la valeur en un mot de l'Hydrothérapie, ont été exposées déjà par bien des auteurs et la méthode rationnelle qui préside aujourd'hui à l'emploi de cette médication explique ses succès fréquents.

En 1845, M. Schedel disait : « Sans partager l'engouement de ceux qui voient dans l'hydrothérapie une panacée universelle, j'ai toujours pensé que si elle parvenait à se placer sur la base solide des faits et de l'observation, elle ferait époque dans l'histoire de la médecine pratique.

Je suis heureux de constater que cette prévision s'est accomplie à la lettre. Nous n'en sommes plus à cette enfance de la méthode hydrothérapique où l'on n'avait que l'instinct pour guide, comme Priessnitz et dont la médication était aussi empirique que dangereuse. Les nombreux établissements qui se sont élevés pour recevoir les malades justiciables d'un traitement par l'eau froide; les connaissances sérieuses des médecins qui dirigent ces établissements; les recherches physiologiques et les experimentations chimiques auxquelles se sont livrés ces hommes dévoués, ont assuré à la thérapeutique un agent curatif des plus puissants et des plus efficaces.

En 1845, sur les bords de la Saône, près l'île Barbe, au pied d'une colline boisée aboutissant au plateau de la Croix-Rousse, M. Geoffroy, médecin, élevait un établissement hydrothérapique dont l'emplacement semblait tout indiqué. En effet, des sources d'eaux vives d'une température constante de 10° et d'une abondance telle que, pendant les plus grandes sécheresses, leur débit est resté le même; un captage facile de ces eaux a une hauteur de 16 mètres au-dessus du sol de l'établissement; un parc immense planté d'arbres séculaires où l'on trouve, même pendant les mois les plus chauds, une fraîcheur délicieuse; la proximité de la ville et cependant tous les charmes de la campagne la plus riante, c'étaient bien là des motifs sérieux justifiant la construction d'un Institut hydrothérapique.

« Il est très regrettable, disait Scoutetten en 1843, que les Etablissements fondés en France ne soient pas dans des conditions propres à favoriser l'action du traitement. Situés dans la plaine, ils sont privés d'eau de source; il leur manque aussi cet air pur et léger qui active les fonctions respiratoires et assimilatrices. N'oublions pas, en outre, qu'il faut un terrain accidenté pour les promenades et qu'il convient de rechercher autant que possible, les sites agréables et imposants. »

Depuis sa fondation cet établissement s'est augmenté, chaque année, des améliorations et des perfectionnements que la science et la mécanique pouvaient donner. Tous les appareils si bien décrits par Louis Fleury, dans son traité d'Hydrothérapie, y sont installés dans des salles bien éclairées, dont les murs tapissés de faïences bleues et blanches donnent au malade le courage, l'entrain, la confiance dont il a besoin et lui enlèvent la sensation de répugnance bien naturelle que l'on éprouve à se présenter nu dans une salle froide, basse, sombre, d'un aspect repoussant.

Des bouches de chaleur distribuées dans les salles de douches et dans les cabinets où se déshabillent les malades, permettent de chauffer ces pièces rapidement lorsque le temps est froid et humide.

Grâce à une chaudière de la force de sept atmosphères, on peut, à l'aide de la vapeur, entretenir une température croissante dans un réservoir d'eau placé à 16 mètres au-dessus des salles de douches et administrer ainsi des douches écossaises pendant lesquelles l'eau chaude et l'eau froide arrivent avec une même pression. Ces deux eaux pouvant se mélanger à volonté sont utilisées à la température nécessaire, pour commencer la douche sur les malades qui, n'ayant pas encore suivi de traitement hydrothérapique, témoignent de la crainte ou de la frayeur.

Depuis plusieurs années on a installé dans l'établissement des Bains de vapeur résineuse à l'instar de ceux de Die. Ces cabinets, dont la température peut monter à plus de 80° sont situés près d'une piscine froide dans laquelle les malades peuvent se jeter en sortant de la vapeur; des appareils pour douche mobile en pluie, en jet, en pluie verticale, en cercles, font de ces bains un système de médication complet et spécial; la douche froide étant souvent administrée au sortir de la piscine ou de l'étuve.

Quant aux malades qui, au sortir de la vapeur, doivent être emmaillotés dans une couverture de laine, on les couche dans des cabinets de sudation s'ouvrant sur la salle même des bains résineux. On y trouve également une salle d'inhalation où l'on respire les vapeurs résineuses qui y sont amenées par des tubes spéciaux.

Enfin une douche locale de vapeur térébenthinée, des baignoires pour bains ordinaires ou composés et pour bains sulfureux, des bains de siège à eau courante, à eau dormante, à douche vaginale, périnéale, lombaire et trois piscines, font de cet Institut hydrothérapique un établissement de premier ordre.

Le mot hydrothérapie qui signifie si bien traitement par l'eau (*υδωρ* et *θεραπεια*) réveille généralement l'idée d'un traitement par l'eau ***Froide***. « L'expérience a prouvé que sa température doit être comprise entre 8 et 10° cent. pour présenter les conditions les plus favorables à l'efficacité du traitement ; en dehors de ces limites, l'on rencontre des inconvénients plus ou moins graves, qui varient suivant que la différence est en plus ou en moins. Au-dessus de 14° cent. la réaction n'est ni assez spontanée, ni assez rapide, ni assez énergique, quelle que soit, d'ailleurs, la durée que l'on donne à l'application ; on s'imagine vulgairement que l'eau étant moins froide il suffit, pour obtenir le même effet, que l'application soit plus longue ; c'est là une grave erreur. L'on obtient ainsi l'effet réfrigérant, sédatif, hyposthénisant, mais non l'effet excitant ; le *froid est la condition essentielle, sine quâ non* de la réaction. Il est ridicule, absurde, dangereux d'instituer, pendant l'été, un traitement hydrothérapique avec de l'eau de rivière, de canal, de mer, de lac, etc. dont la température s'élève à 16, 18, 20 et jusqu'à 22° cent., avec des eaux minérales chaudes ; l'on compromet la médication, et le moins qu'il puisse arriver, c'est que le traitement reste complètement inefficace ; trop souvent il est nuisible. Ainsi s'expliquent les résultats incomplets, éphémères, les insuccès, les accidents que l'on observe dans certains établissements hydrothérapiques, dans certaines stations maritimes ou thermo-minérales, où le traitement est pratiqué avec de l'eau beaucoup trop chaude » (1).

Cependant, si nous nous rappelons que la température de l'eau et la durée de la douche doivent être proportionnelles à la force du malade, nous voyons qu'une température au dessous de 8° cent. ne peut être supportée dans bien des cas ; mais nous devrons alors diminuer d'autant plus la durée de la douche que nous aurons abaissé davantage la température de l'eau, et nous obtiendrons une réaction relativement plus prompte et plus énergique que si nous avions donné une douche plus longue avec de l'eau à une température plus élevée. S'il est possible de diminuer la moyenne de température fixée plus haut, on ne doit pas descendre au dessous de 4° cent.; à ce degré l'application du traitement est une cause de douleur, et la durée de la douche est tellement réduite que la réaction ne se fait plus dans les conditions voulues.

La force de projection de l'eau est d'une grande importance et doit également être limitée. Une simple immersion dans l'eau froide est suivie d'une réaction caractérisée par la rubéfaction de la peau, mais ce résultat est bien plus sensible après une douche donnée avec une certaine force. Toutefois pour que la douche ne soit pas *contusive*, la hauteur moyenne de la chute d'eau sera de quinze à dix-huit mètres de hauteur, ce

(1) Fleury. — *Hydrothérapie*, page 147.

qui correspond environ à une pression d'une atmosphère et demie.

La durée de la douche est soumise à l'état du malade; en général, elle varie de trois secondes à une minute et demie. Dans tous les cas la première impression éprouvée par le malade est une sensation de froid qui bientôt fait place à un état de bien-être; c'est en ce moment que la douche doit cesser; en restant plus longtemps sous la chute d'eau, ce commencement de réaction ferait place à une sensation de froid intense et l'on éprouverait des frissons qui ne disparaitraient que bien difficilement, peut-être même seulement au bout de plusieurs heures.

L'action de l'eau froide sur le corps détermine la contraction des vaisseaux capillaires sanguins et par conséquent diminue leur capacité ; de là un mouvement de retrait du sang de la périphérie pour se porter au centre ; si l'application froide est courte, il se produit un mouvement du sang en sens inverse ; il revient avec force vers la périphérie, c'est la réaction.

Pour que celle-ci se produise rapidement, il faut que le malade, avant de prendre sa douche, ait fait assez d'exercice pour élever la température animale et amener activement le sang à la périphérie. Toutefois on lui défendra les exercices excessifs cause de débilitation et d'épuisement. Immédiatement après sa douche, le malade sera essuyé vigoureusement, s'habillera rapidement et fera des efforts musculaires destinés à provoquer, à faciliter la réaction. La marche est un des meilleurs moyens à employer

Cet aperçu rapide des conditions d'un bon traitement hydrothérapique fait comprendre l'importance qu'il faut attacher au choix de l'établissement où l'on doit être soigné. Les malades qui, ne pouvant pas ou ne voulant pas se déplacer, font de l'hydrothérapie à domicile se trouvent dans l'impossibilité d'obtenir un bon résultat pour les raisons ci-après :

1° On n'a pas ordinairement à sa disposition de l'eau de source à température constante et froide et avec une pression convenable.

2° Au lieu de faire de l'exercice avant le traitement, on sort ordinairement de son lit pour prendre sa douche ; cette chaleur artificielle n'a rien de commun avec la chaleur acquise par l'exercice qui a provoqué une circulation active et amené le sang à la périphérie.

3° On n'a pas quitté le milieu dans lequel on est tombé malade, et les conditions fâcheuses qui ont présidé au développement de la maladie l'entretiennent à l'état de chronicité.

4° Le régime, les heures régulières du traitement et la méthode qui doit présider à l'application des douches sont souvent délaissés.

Voilà bien des motifs qui doivent engager les malades à se rendre dans un établissement spécial pour suivre un traitement sérieux et profitable.

Parmi ceux qui sont venus cette année à l'Institut hydrothérapique de Lyon, demander à cette médication précieuse un soulagement à leurs maux ou une guérison qu'ils n'avaient pu obtenir par d'autres moyens, nous en avons observé un certain nombre dont l'histoire médicale nous a paru intéressante et que je vais faire connaître en apportant le plus grand soin à voiler complètement leur personnalité. La susceptibilité de ces malades ne pourra donc pas être blessée.

OBSERVATION I.

Névrose et Phénomènes hystériformes précédant la Puberté.

Mademoiselle D., âgée de 13 ans 1/2, d'un tempérament nervoso-sanguin, pas encore réglée, entre à l'établissement hydrothérapique le 25 mars 1881.

Dès l'âge de cinq ans, la bizarrerie de son caractère, ses colères violentes, ses impatiences de toutes sortes, un commencement de strabisme de l'œil gauche dirigé en dehors, préoccupent d'autant plus ses parents que la mère est atteinte depuis son enfance d'un nervosisme caractérisé par des nuits agitées et sans sommeil, des maux de tête fréquents, des tiraillements d'estomac, des douleurs vagues dans les membres, et que ces souffrances ont empoisonné son existence.

Pendant son passage de l'enfance à la puberté, l'état, de mademoiselle D. n'a fait que s'aggraver et voilà six mois qu'elle n'a plus de sommeil, rend, quelques heures après ses repas, la nourriture qu'elle a prise, souffre de violents maux de tête qui reviennent presque tous les jours dans la soirée. Notons, en passant, que mademoiselle D. n'a pas de fièvre, que malgré ses vomissements journaliers elle n'a pas maigri et a conservé un teint de santé, et qu'elle est grande et formée comme une jeune fille de dix-huit ans environ. Le docteur Charcot, de Paris, consulté, porte le diagnostic d'hystéro-névropathie et conseille l'hydrothérapie.

Traitement : Lotions générales avec de l'eau tiède suivies d'une douche générale mobile en pluie de dix secondes. Au bout de quatre jours on supprime les lotions tièdes et on débute franchement par la douche en pluie avec l'eau à la température de 10° cent. — Chaque jour on augmente de quelques secondes la durée de la douche et le douzième jour elle est d'une demi-minute. Cette opération répétée deux fois par jour est très bien supportée, la réaction se fait rapidement et notre malade commence à éprouver quelque bénéfice de ce traitement. Les vomissements reviennent moins souvent, le sommeil est moins agité. A partir du douzième jour la douche générale en pluie est remplacée par la douche en jet et on arrive au dix-huitième jour à la donner d'une minute soir et matin.

L'appétit est bon, le sommeil est calme et régulier ; quelques douleurs vagues dans la tête persistent encore et se font sentir surtout le matin au réveil ; elles se dissipent dans la journée. Le 18 avril mademoiselle D. rentre dans sa famille, jouissant de la santé la plus parfaite. Le traitement a duré 24 jours.

OBSERVATION II.

Causes ou effets de la Lithiase.

Mme T., âgée de 30 ans, d'un tempérament nervoso-sanguin, mariée et mère de six enfants, dont quatre vivants, entre à l'Institut hydrothérapique le 9 mars 1881.

Cette jeune femme souffre depuis plusieurs années de douleurs néphrétiques ; elles deviennent quelquefois si violentes que Mme T. tombe en syncope, phénomène précédant un état convulsif que nous décrirons tout-à-l'heure.

Il y a trois ans 1/2, Mme T. fut envoyée aux eaux de Contréxeville; le traitement fut dirigé de façon à provoquer l'expulsion d'un gravier dont la présence était soupçonnée. Elle but pendant plusieurs jours deux litres 1/2 d'eau minérale dans la matinée et au bout de la seconde semaine on dirigea une douche en jet sur les reins. Deux jours après elle eut une crise très forte et on constatait dans les urines la présence d'un gravier. Le résultat fut un soulagement complet pendant 18 mois. Depuis les douleurs de reins sont revenues et les crises aussi; et après avoir essayé de différents traitements, Mme T. vint dans notre établissement, espérant obtenir à la campagne un résultat qu'elle cherchait en vain à la ville. Peu de jours après son arrivée elle fut trouvée dans son lit sans mouvements, les membres raides; les battements du cœur et les mouvements respiratoires demandaient, pour être perçus, un examen attentif. Cet état comateux dura environ huit heures et fut suivi de convulsions effrayantes: ses mouvements sont d'une telle violence que deux personnes suffisent à peine à la contenir; des gémissements et des cris plaintifs s'échappent de ses lèvres, ses yeux sont fermés, elle ne répond à aucune question. Deux injections hypodermiques de morphine de quatre centigrammes chaque à une demi-heure d'intervalle et quelques gouttes de chloroforme et de solution morphinée à l'intérieur amènent un peu de calme. Néanmoins cet état convulsif dura 24 heures avec un répit de quelques minutes entre chaque crise. Le surlendemain la prostration était extrême et tous les membres douloureux comme s'ils avaient été roués de coups.

Quinze jours après les mêmes phénomènes se reproduisirent dans le même ordre, mais la crise fut beaucoup plus courte.

J'intervins alors franchement dans cette situation et fis comprendre à notre malade que cet état de choses ne pouvait durer et qu'il fallait qu'elle se décidât à suivre un traitement. Elle m'avoua alors que, depuis plus d'un an, la morphine seule la soulageait, mais qu'elle s'y habituait et qu'on était arrivé à lui faire à Paris jusqu'à 12 injections hypodermiques de morphine dans la journée. Elle ne put me préciser la quantité de morphine ainsi employée.

Mon excellent ami le docteur Aubert, major de l'Antiquaille, avait déjà vu cette malade, il y a deux ans environ; elle était venue faire ses couches à Lyon. Depuis il lui avait donné ses soins dans des crises semblables à celle que j'ai rapportée plus haut. Un jour il avait dû lui injecter dix centigrammes de morphine en une seule séance et lui faire respirer de l'éther pour l'endormir. Le sommeil ainsi obtenu dura 12 heures environ. Heureux d'avoir l'avis d'un médecin aussi expérimenté et connaissant déjà cette malade, je priais le Dr Aubert de venir la voir; voici le résultat de notre examen: « Les douleurs de reins existent toujours, mais en ce moment elles sont relativement faibles; les urines sont claires et ne contiennent pas trace de sable; du reste le Dr Aubert avait déjà fait cette remarque il y a 15 mois environ, et l'idée de Lithiase est momentanément écartée. Le teint est pâle, la maigreur est extrême, l'appétit a beaucoup diminué; Mme T. vomit tous les jours ses repas, trois ou quatre heures après les avoir pris. Pas de fièvre; maux de tête presque continuels; les forces ont beaucoup diminué ». Nous étions en présence d'un cas d'hystérie à attaques excessivement violentes et nous fûmes d'avis d'appliquer immédiatement le traitement hydrothérapique.

Traitement : Pendant plusieurs jours je me contente de pratiquer, matin et soir, une friction en drap mouillé. Le 11 avril, après le dîner, douleurs néphrétiques très vives suivies d'un état convulsif qui dure jusqu'à 4 heures du matin, malgré trois injections de morphine de trois centigrammes chaque et par intervalle quelques inhalations de chloroforme. Mme T. ne cesse de gémir, de se tordre les mains ; elle souffre tant qu'elle voudrait mourir ; puis elle nous recommande ses enfants, etc. ; le 12 à huit heures du matin je suis obligé de pratiquer le cathétérisme. (Ayant laissé déposer les urines pendant 24 heures, j'ai recueilli un dépôt qui semblait être du sable. Soumis à une température de 42° centig. dans une éprouvette pleine d'eau, ce dépôt est resté intact ; c'était bien du sable.)

La journée est passable, le soir je fais une friction en drap mouillé. Le 13, matin et soir, douche très courte en pluie avec de l'eau à 15° centig. Dans la journée, les douleurs rénales se faisant sentir, notre malade nous annonce une crise. En effet, depuis 8 heures du soir jusqu'à 4 heures du matin, Mme T. ne cesse de crier malgré les injections hypodermiques de morphine répétées. Le 14 au soir les règles apparurent pendant 4 jours le traitement hydrothérapique fut complètement abandonné. Le 19 au matin je donnais une douche mobile en pluie avec de l'eau à 15° centig. et de 15 secondes de durée, puis immédiatement, une douche en jet avec de l'eau à 10° centig. et de 25 secondes. Ce traitement fut continué deux fois par jour. Le 22 notre malade eut une crise si forte qu'après avoir injecté dix centig. de morphine et fait respirer à plusieurs reprises de l'éther, le, tout inutilement, je fis appeler le Dr Aubert qui fit une nouvelle injection hypodermique de 6 centig. de morphine. Malgré la dose énorme qui avait été injectée dans la nuit (16 centig.) les douleurs étaient aussi vives et Mme T. ne cessait de crier et de se tordre les mains. Nous dûmes l'endormir avec de l'éther pour mettre fin à cette crise. Le lendemain à 11 h. du matin, la malade se réveillait avec un peu de pesanteur de tête, je dus pratiquer le cathétérisme; le soir nous recommençames les douches qui, depuis cette époque, furent très bien supportées. A la douche en pluie générale, suivie de la douche en jet, j'ajoutais une douche en pluie froide dirigée sur la région épigastrique pendant quatre secondes. A partir du 30 les vomissements qui avaient lieu chaque jour, deux ou trois heures après les repas, cessent de se produire d'une façon régulière. Les crises reviennent de temps en temps mais moins longues et le sommeil hystérique dans lequel Mme T. tombe quelquefois ne dure qu'une heure ou deux. Le cathétérisme est nécessaire au début et à la fin de chaque crise.

En résumé, Mme T, est atteinte de Lithiase, chaque colique néphrétique provoque des crises hystériques que l'on a fait cesser à l'aide de la morphine. Ce traitement et ces douleurs ont amené notre malade à un état de maigreur et de faiblesse extraordinaire; l'appétit et le sommeil ont disparu; chaque repas est vomi au bout d'une heure ou deux. Le traitement hydrothérapique a redonné de l'embonpoint, de la force, du sommeil, de l'appétit, des digestions normales. Et, me basant sur le résultat qui a suivi une première cure à Contréxeville et sur le sable que j'ai recueilli dans ses urines, j'ai jugé à propos de profiter de l'état de santé dans lequel Mme T. se trouve actuellement (18 mai) pour la renvoyer à Contréxeville.

OBSERVATION III.

Troubles hystériques de la motilité.

Le 6 juin, je reçois à l'hydrothérapie, Mme M. âgée de 28 ans, mariée, ayant un enfant de 6 ans. Petite, pâle, maigre, d'un tempérament lymphatique et nerveux, peu d'appétit, sommeil agité, esprit inquiet; sa mère est atteinte de nervosisme. Depuis trois ans, Mme M. éprouve par moment une sensation de pesanteur dans les jambes et même de faiblesse; la marche devient alors presque impossible; les pieds traînent par terre, et la malade cherche autour d'elle un point d'appui. Cet état dure plus ou moins; quelquefois deux ou trois minutes, souvent des heures entières, et subitement la marche redevient libre. Sous l'influence d'une pensée, d'une idée, cet état se modifie ainsi plusieurs fois de suite en l'espace de quelques minutes.

TRAITEMENT : Matin et soir, douche en pluie mobile générale 6 secondes et douche en jet dirigé principalement sur les jambes 40 secondes. Tous les trois jours remplacer le traitement du soir par un bain de piscine. Au bout de vingt jours de traitement, Mme M. allait tout à fait bien et rentrait dans sa famille.

OBSERVATION IV.

Anémie. – Nervosisme. – Dyspepsie.

Mademoiselle B., âgée de 42 ans, tempérament lymphatique et nerveux, est arrivée à une certaine fortune après un travail pénible et continué de longues années, celui de tailleuse. Depuis cinq ans les digestions sont lentes, l'estomac et les intestins sont ballonnés après chaque repas ; la constipation est habituelle, les maux de tête presque continuels ; la promenade à pied devient vite une fatigue. Le caractère se ressent de cet état ; Mademoiselle B. est inquiète, se préoccupe sérieusement de futilités ; tout ce que l'on fait pour elle ou près d'elle est mauvais, extraordinaire ; elle a à se plaindre sans raison du service de ses domestiques, de la qualité des mets qu'on lui sert, etc., en un mot elle est sous l'empire d'un nervosisme porté à un haut degré. Elle a suivi les traitements les plus variés ; a fait deux saisons déjà dans des établissements d'hydrothérapie, accuse à peine un peu de soulagement, et se plaint surtout de la difficulté qu'elle éprouve à avoir de bonnes digestions. Notons en passant qu'elle mange énormément et prétend n'avoir pas d'appétit.

Traitement : Dès son arrivée à l'Institut hydrothérapique de Lyon (2 mai 1881), je conseille matin et soir une douche en pluie mobile, tiède, générale de cinq secondes ; immédiatement après, une douche en pluie froide, sur la région épigastrique, de trois secondes, et une douche froide en jet de trente secondes sur les membres et les reins. Quatre jours après je supprime complètement l'eau tiède et continue la douche en jet et la douche épigastrique. Au bout de 10 jours de ce traitement, les digestions sont moins pénibles, les selles deviennent régulières, les maux de tête moins fréquents, le teint meilleur, et le caractère lui-même semble se ressentir de cette amélioration générale. La cure est continuée seulement jusqu'au 24 mai; je n'ai qu'à regretter le peu de temps accordé à ce traitement dont le résultat heureux se faisait sentir sérieusement en si peu de jours.

OBSERVATION V.

Nervosisme.— Spasme de l'œsophage.

Madame P., âgée de 40 ans, d'un tempérament nervoso-sanguin, sans enfant, éprouve souvent des maux de tête, une douleur fixe entre les épaules et prend une suffocation extraordinaire et susceptible de durer plusieurs heures chaque fois qu'elle boit de l'eau pure, ne serait-ce qu'un quart de verre. Si l'eau est mélangée avec un peu de vin, un peu de liqueur, cet accident ne se produit pas. Madame P. boit de la bière, du thé, sans éprouver jamais le moindre inconvénient. L'appétit est presque nul, le sommeil agité, le caractère assez gai, mais très impressionnable. Pas de forces pour la marche. Ce cas de nervosisme n'est remarquable que par l'effet consécutif à l'absorption d'un peu d'eau: le spasme subit de l'œsophage, et cela depuis plusieurs années.

Traitement : Dès le premier jour (8 juin 1881), douche en pluie mobile générale et en jet, dix secondes en tout. Quoique les premières douches aient paru très désagréables à notre malade, elle se fit bien vite à l'impression de notre eau froide et continua son traitement sans interruption jusqu'au 29 juin. Lorsque madame P., partit elle pouvait boire impunément un demi-verre d'eau froide et même un verre. La douleur fixe entre les épaules était moins vive et même disparaissait quelquefois pendant plusieurs heures de suite. Elle avait repris de l'appétit, des forces, et retrouvé de bonnes nuits. Ce traitement ne fut pas prolongé assez pour amener un résultat complet, néanmoins l'amélioration obtenue était bien sensible et j'ai su depuis qu'elle s'était maintenue. Le spasme de l'œsophage n'a pas reparu.

OBSERVATION VI.

Névropathie. — Hypochondrie.

M. L., propriétaire-vigneron, âgé de 58 ans, d'une forte constitution et d'un tempérament sanguin, aime beaucoup le jeu et la bouteille et reste souvent au cabaret, pour ces deux motifs, jusqu'à une heure avancée de la nuit. Depuis cinq mois il est atteint d'un état névropathique caractérisé par des douleurs de tête, de l'ennui, de l'hypochondrie, du spleen. Il ne peut rester ni assis, ni couché, de sorte que la nuit et le jour, il se promène à pas lents. Ces symptômes se sont présentés pendant l'hiver dernier à la suite d'un accident qui l'avait vivement impressionné et à la suite duquel il avait été exposé, plusieurs heures de nuit, à un froid considérable. Au point de vue héréditaire, il n'y a rien à signaler dans sa famille composée de travailleurs bien portants et chez lesquels le spleen n'a jamais eu l'occasion de se développer. Ce malade ne délire pas et n'a d'accès d'aucune nature. Il exagère son mal et se croit perdu. Il mange peu et dort encore moins ne pouvant rester tranquille plus de quelques minutes; il nous arrive dans cet état le 20 juillet 1881.

Traitement : Le matin douche en pluie verticale, 3 secondes et douche en jet, cinquante secondes. Le soir bain de piscine froide, trente secondes, et douche ascendante froide. Au bout de dix jours l'amélioration est très sensible; il a passé trois bonnes nuits de suite ; il cause volontiers, commence à croire à la possibilité d'une guérison, et mange avec appétit. Mais il n'a pas la patience d'attendre un rétablissement complet et part avec l'amélioration que je viens de signaler.

OBSERVATION VII.

Myélite de nature rhumatismale.

M. T., âgée de 27 ans, à la suite d'un refroidissement enduré pendant les 28 jours qu'il a passés sous les drapeaux l'année dernière, a éprouvé d'abord, dans les pieds, une certaine gêne qu'il attribuait à de la chaussure trop étroite. Puis il s'aperçut que la transpiration ordinaire des pieds avait cessé. A partir du mois de novembre dernier la marche devint de plus en plus difficile. Une faiblesse dans la région lombaire, des contractures violentes dans les jambes, la locomotion de plus en plus difficile amenèrent M. T. à chercher du soulagement dans les traitements les plus variés. Les vésicatoires, l'électricité, les frictions, etc., furent employés sans succès. Enfin le 8 avril, il se décida à suivre un traitement hydrothérapique ; le diagnostic porté dans la dernière consultation qu'il avait demandée était le suivant : « Myélite datant de quatre mois, de nature rhumatismale ».

Traitement : J'ordonnais des douches écossaises ; la réaction fut assurée par les frictions et l'enveloppement consécutif à la douche. Malgré les précautions dont on entourait la réaction, je m'aperçus que chaque douche amenait une congestion *locale* de plus en plus sérieuse et par suite une grande difficulté dans la marche. Une rétention d'urine survenue le 17 mai m'obligea à pratiquer la cathétérisme. J'en profitais pour questionner et examiner plus sérieusement encore notre malade et j'appris alors que depuis cinq ans, M. T. était très long à uriner, qu'il avait dû être sondé à plusieurs reprises pendant cet intervalle de temps. Le début de l'affection remontait donc à plusieurs années, je conseillais à M. T. de quitter l'Institut hydrothérapique et de suivre le traitement suivant : pointes de feu le long de la colonne vertébrale, toniques à l'intérieur, tels que quina ou fer, iodure de potassium à la dose de 2 à 4 grammes par jour.

OBSERVATION VIII.

Goutte à l'état aigü.

M. G., âgé de 48 ans, négociant, d'un tempérament bilieux et pléthorique, est atteint de la goutte depuis plusieurs années. Une saison faite à Aix-les-Bains, il y a cinq ans, avait été suivie d'un accès très sérieux, et dès lors ce malade consentit à suivre un traitement hydrothérapique. Lorsque M. G. vint cette année dans notre établissement, c'était la 4me cure qu'il allait faire par l'eau froide, et il n'avait qu'un regret c'est de n'avoir pas commencé plus tôt ; car depuis qu'il suivait ce traitement il n'avait jamais eu d'accès sérieux. Le jour de son arrivée (8 juin) le cou-de-pied droit était rouge et un peu gonflé, mais la douleur n'était pas très vive et la marche assez facile.

Traitement : Tous les matins un bain de vapeur résineuse de trente minutes et d'une température que l'on poussait de 50° centig. à 70° centig. Au moment où notre malade sortait de l'étuve couvert d'une sueur abondante, il se jetait dans une piscine d'eau froide à 12° centig., y restait de 30 à 40 secondes en se livrant à tous les mouvements de la natation, sortait de là rapidement pour recevoir une douche générale en jet à 10° centig. et de 40 secondes de durée. Puis essuyé vigoureusement et habillé chaudement, il allait boire une tasse de lait froid et faisait sa réaction en marchant vivement pendant vingt minutes environ. Le soir il prenait un bain de pieds froid à eau courante de dix minutes de durée. Depuis longtemps

M. G. ne boit que de l'eau à ses repas et ne prend ni café, ni liqueurs. Au bout de huit jours de traitement la rougeur, le gonflement et la douleur du cou-de-pied avaient complètement disparu. M. G. continua cette cure encore une douzaine de jours à titre de traitement préventif.

OBSERVATION IX.

Goutte chronique.

M. S., âgé de 50 ans, d'un tempérament sanguin et pléthorique a ressenti les premières atteintes de la goutte vers l'âge de 35 ans. Chez lui cette affection est héréditaire. Aujourd'hui les concrétions tophacées sont abondantes; il en est résulté des nodosités qui ont déformé les doigts et les orteils; la marche est pénible et les accès fréquents. L'appétit est nul, les nuits mauvaises, les urines déposent beaucoup d'acide urique. M. S. nous arrive le 12 juillet.

TRAITEMENT : Tous les matins un bain de vapeur résineuse de 50° à 70° centig. et de 30 minutes, une douche froide consécutive en pluie et en jet d'une minute, friction et enveloppement consécutif pour favoriser la réaction, la marche n'étant pas assez facile pour ramener la chaleur.

Le soir une douche ascendante froide. Régime lacté. Au bout de vingt jours notre malade fut obligé de rentrer chez lui. L'état général était meilleur; il n'avait pas eu d'accès pendant le traitement.

OBSERVATION X.

Anémie cérébrale.

Monsieur l'abbé P. âgé de 35 ans, curé dans un petit village, d'un tempérament nerveux et lymphatique, aime le travail intellectuel, et consacre ses loisirs à la culture de quelques fleurs. Depuis six mois environ, M. l'abbé s'aperçoit qu'il perd la mémoire, en même temps que son activité disparaît. Il lui arrive de rester un quart d'heure et souvent plus en présence d'un livre sans le lire, et, suivant son expression, sans penser à rien. Il cherche inutilement à se rappeler des choses qu'il savait parfaitement il y a peu de temps. Cet état de santé le préoccupe beaucoup, il se figure qu'il ne guérira jamais et que peut-être il arrivera à la folie. L'appétit est bon, mais les nuits agitées et la constipation opiniâtre. Il entre à l'Institut hydrothérapique le 5 juillet.

Traitement : Douche en pluie verticale de 5 secondes et douche générale en jet 50 secondes; ce traitement répété soir et matin. Deux fois par semaine la douche du soir est remplacée par un bain de piscine. Chaque jour une douche ascendante. Au bout d'un mois de traitement l'amélioration est suffisante, pour que M. l'abbé puisse reprendre ses fonctions de curé de paroisse.

OBSERVATION XI.

Affection des voies digestives.

M. T., âgé de 55 ans, d'un tempérament nerveux, d'une assez bonne constitution, éprouve depuis quelques jours un dérangement des fonctions digestives dû à l'extrême chaleur. L'appétit est à peu près nul, et quelque petite que soit la quantité de nourriture solide ou liquide qu'il absorbe, il est pris immédiatement de vomissements et rejette tout. La constipation est opiniâtre, et comme depuis plus de trois semaines M. T. ne conserve aucun aliment, il est arrivé à une faiblesse très grande.

Traitement : Le matin douche en pluie mobile générale, quinze secondes, suivie d'une douche épigastrique de trois secondes et d'une douche générale en jet d'une minute. Le soir un bain de siège à vingt degrés de deux minutes de durée. Une douche ascendante froide chaque jour. Au bout d'une semaine de ce traitement notre malade commença à garder sa nourriture et le quinzième jour il partait complètement guéri. Sa cure avait duré du 21 juillet au 5 août.

CONCLUSIONS.

Il ressort de cette étude sur l'hydrothérapie, qu'il faut pour en obtenir un bon résultat:

1° De l'eau de source à température constante entre 8° et 10° centigrade.

2° Que cette eau ait une pression d'une atmosphère et demie environ, c'est-à-dire qu'elle tombe d'une hauteur de 15 à 18 mètres.

3° Que cette cure se fasse dans un établissement spécial où l'on trouvera le grand air, la distraction du paysage, la méthode qui doit présider à chaque douche et l'oubli des préoccupations personnelles.

4° Prolonger suffisamment sa cure pour que le résultat soit complet. Un traitement écourté ne donnant qu'une demi-satisfaction et pouvant laisser le malade dans la persuasion qu'il est inguérissable.

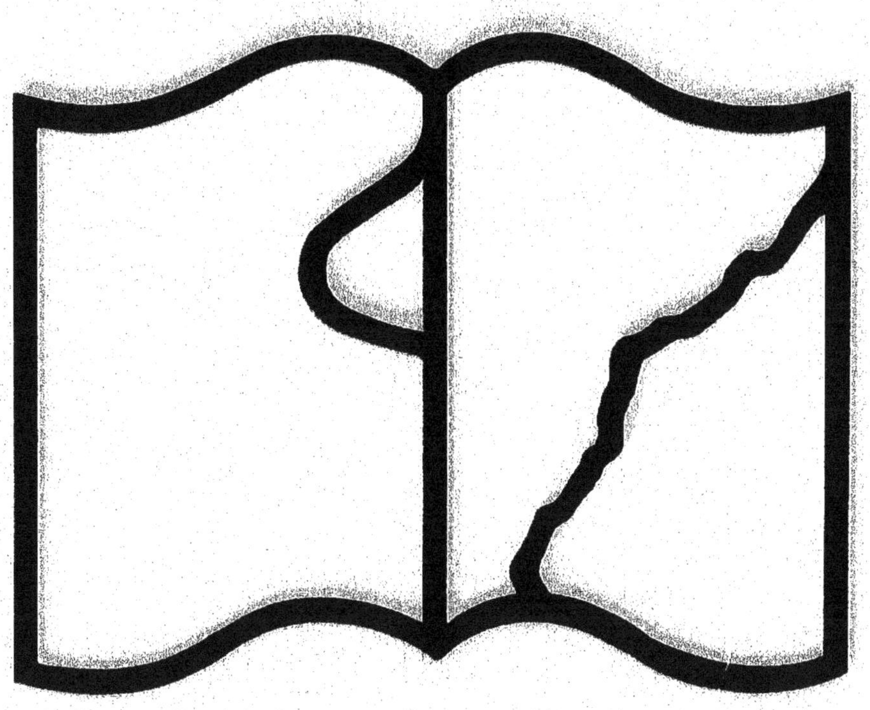

Texte détérioré — reliure défectueuse

NF Z 43-120-11

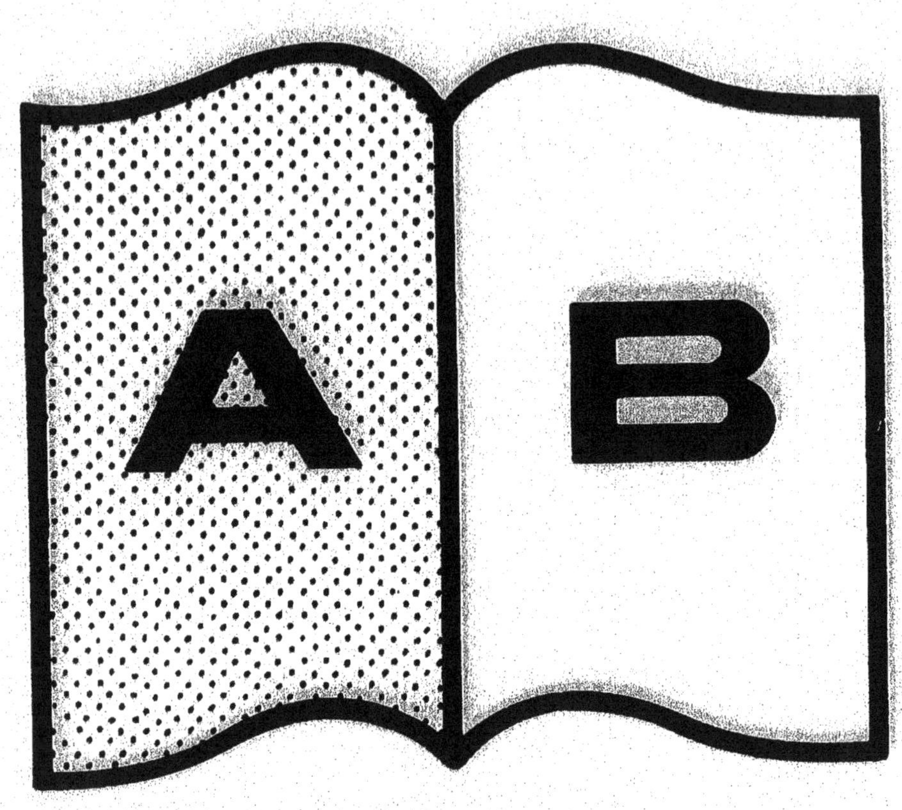

Contraste insuffisant

NF Z 43-120-14

www.ingramcontent.com/pod-product-compliance
Ingram Content Group UK Ltd.
Pitfield, Milton Keynes, MK11 3LW, UK
UKHW012306240726
13966UKWH00004B/1670

9 782012 784994